Te 7/2 3/5

LE

CROUP

ET LES

ANGINES COUENNEUSES,

PAR

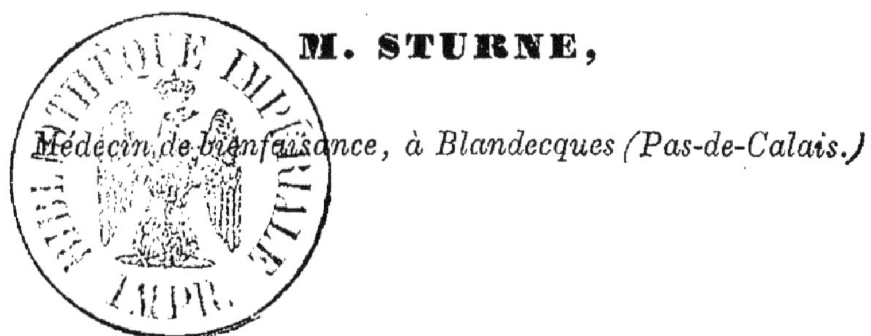

M. STURNE,

Médecin de bienfaisance, à Blandecques (Pas-de-Calais.)

SAINT-OMER :

IMPRIMERIE DE L^s VAN ELSLANDT.

1858.

Chez les principaux Libraires.

PRÉFACE.

Je dédie ce petit traité sur le Croup et l'Angine couenneuse aux familles, pour qui je l'ai rédigé, et qui, je l'espère, seront heureuses de connaître ma nouvelle médication.

STURNE.

Officier de santé, à Blandecques.

TRAITEMENT

Du Croup & des Angines couenneuses.

La terrible maladie du Croup et des Angines couenneuses, qui sévit avec tant de violence en France depuis quelques années, a fait une impression trop profonde dans les esprits, pour que l'on ne me sache point gré de la communication que je viens faire au public. Sans doute, les découvertes médicales que je signale dans ce petit traité, se recommanderaient davantage à la confiance des familles, si elles étaient présentées par un savant professeur; mais, outre que l'expérience est un bien aussi grand maître que les livres les plus savants, je compte trop sur l'efficacité de ma médication et sur l'esprit judicieux de mes lecteurs, pour m'arrêter devant cette considération. J'aborde donc sans plus de préambule la matière de ce traité, que j'intitule : Traitement du Croup et des Angines couenneuses, par l'huile de Croton Tiglium.

C'était à la fin de l'année 1856 ; le Croup et l'Angine couenneuse sévissaient avec une fureur inouïe dans le département du Pas-de-Calais, et notamment dans l'arrondissement de St-Omer. En vain la science épuisait contre le terrible fléau les moyens curatifs les plus recommandés. Médication interne, révulsifs, tout était impuissant. Affligé, mais non découragé, je résolus d'observer la maladie puisque je ne pouvais m'en rendre le maître ; et, visites fréquentes, conjectures, autopsies, lectures de livres savants, tout fut mis en œuvre pour résoudre l'important problême. Enfin l'examen anatomique d'un enfant mort du Croup me fit constater les faits suivants : la fausse membrane qui, par son développement, avait obstrué la voie respiratoire, s'était étendue jusque dans les fosses nasales ; mais elle n'avait point partout la même épaisseur ni la même adhérence. Où abondent les follicules muqueux, elle offrait à la fois plus d'adhérence et d'épaisseur ; où ces follicules sont le moins gros, elle était d'une extrême finesse, et flottait sur la muqueuse plutôt qu'elle n'y tenait ; enfin dans les sinus (1), où il n'y a point de follicules muqueux,

(1) On désigne sous ce nom toute concavité ou excavation anfractueuse située dans l'épaisseur de certains os du crane et de la face.

l'œil le plus perçant n'eût pas saisi la moindre trace d'une fausse membrane.

Ce serait ici le lieu d'expliquer à ceux de mes lecteurs qui n'ont pas fait une étude anatomique du corps humain, ce que la science entend par membrane muqueuse, follicule muqueux et autres termes techniques ; mais je crains que l'on ne m'accuse de ne leur offrir qu'une compilation phraséologique : je les renvoie donc pour la théorie complète de la membrane muqueuse à nos traités spéciaux, et me borne à leur dire, pour l'intelligence de mes aperçus : que la membrane muqueuse est le tissu qui tapisse intérieurement le corps humain ; que ce tissu est la continuation d'un autre tissu qui enveloppe extérieurement le corps et que nous appelons peau ou enveloppe tégumentaire ; que la membrane muqueuse, comme la peau, loge dans presque toutes les parties de son tissu de petites vessies appelées follicules, par où elle laisse échapper un suc particulier appelé en médecine mucus ; que, dans l'état de santé, ce suc a la propriété, dit-on, de lubrifier la muqueuse et d'entretenir sa souplesse ; que ces follicules sont plus ou moins gros et laissent échapper un suc différent selon leur position (1) ; enfin que certaines parties de

(1) Par exemple, la secrétion de la muqueuse de

la muqueuse sont entièrement privées de ces follicules, comme la peau, cette muqueuse externe, est elle-même privée, en certains endroits, de ses follicules excréteurs, que l'on a appelés sébacés à cause de l'analogie de leur suc avec le suif.

J'avais donc observé dans l'autopsie d'un enfant mort du Croup, que l'épaisseur, et l'adhérence de la fausse membrane étaient en raison directe des follicules muqueux; or qu'était-ce à dire, sinon que la secrétion anormale du Croup était produite par ces follicules? En effet, en pouvait-il être autrement? De rien, rien : c'est un axiome rigoureux dans les sciences naturelles surtout. On parle d'exhalaison : mais l'exhalaison n'est qu'une abstraction ; la matière exhalée, voilà ce qu'il faut considérer. Or, d'où vient cette matière ? De la muqueuse évidemment. Mais comment vient-elle ? Comment la muqueuse excrète-t-elle, sinon par les canaux destinés à cette fonction? Sans doute la secrétion anormale du Croup est toujours accompagnée d'une inflammation de la muqueuse. Mais cette inflammation est-elle générale ? Obéit-elle au traitement des phlegmasies aiguës ? Est-elle ac-

l'oreille est fort différente de celle de la muqueuse nasale ou de la muqueuse des paupières.

compagnée des symptômes propres à ces sortes d'inflammations ? L'examen anatomique trouve-t-il sa trace? A toutes ces questions les personnes de l'art répondront avec moi : Non. L'inflammation croupale n'est donc qu'une *inflammation partielle de la muqueuse*, c'est-à-dire, une inflammation d'un organe inhérent à cette membrane mais distinct et indépendant d'elle? Or quel pourrait être cet organe sinon le follicule muqueux dont la nature et les fonctions sont tellement absolues que la muqueuse en est totalement privée dans certaines parties? Ainsi exhalaison ou non, inflammation ou non inflammation, il demeura certain pour moi que la secrétion produite par la maladie du Croup ou de l'Angine couenneuse se faisait dans le follicule, et qu'ensuite c'était le follicule qui versait dans les voies respiratoires le mucus qui par sa concrétion obstrue la trachée et donne la mort.

Cette découverte fut pour moi un trait de lumière, et il me sembla que j'avais du même coup trouvé le véritable remède du Croup et des Angines couenneuses. En effet, dans le traitement des laryngites et d'un grand nombre d'autres maladies, j'avais employé avec un succès étonnant l'huile de Croton Tiglium, et l'expérience m'avait fait connaître les propriétés suivantes de ce révulsif :

Si l'on frictionne la peau avec l'huile de Croton Tiglium, on détermine une éruption de vésicules partout, excepté sur la paume des mains, sur la plante des pieds et sur une partie assez étendue de la face interne de l'avant-bras. Or, *dans ces endroits, la peau a cela de particulier (et n'a que cela de particulier dans son organisation), qu'elle est entièrement privée de follicules sébacés. L'huile de Croton Tiglium a donc la propriété de n'agir que sur les follicules sébacés,* et, comme ces follicules sont des vaisseaux exhalants, de pénétrer, *contrairement aux lois physiologiques reconnues,* dans l'intérieur des follicules par l'orifice de canaux destinés à l'excrétion. C'est en effet ce que l'on observe en frictionnant la peau dans toutes les autres parties : les follicules sébacés, soumis à l'action de ce révulsif, commencent les uns après les autres, suivant leur capacité et leur puissance d'excrétion, un travail de secrétion, auquel le derme, le corps muqueux, l'épiderme, *et même les vaisseaux absorbants* (1) restent complètement étrangers.

Les propriétés de l'huile de Croton Tiglium

____

(1) Le derme, le corps muqueux, l'épiderme et les vaisseaux absorbants entrent avec les follicules sébacés dans la composition de l'enveloppe tégumentaire.

une fois reconnues, je crus que, puisque la sécrétion anormale du Croup ou de l'Angine couenneuse était localisée par sa cause comme par ses effets dans les follicules muqueux de la membrane muqueuse, ce révulsif, appliqué sur la partie de l'enveloppe tégumentaire correspondant à la partie malade de la membrane muqueuse, provoquerait une secrétion externe analogue à la secrétion anormale de la membrane muqueuse, et qu'ainsi le mal serait déplacé et par conséquent guéri.

En effet, il ne faut pas être partisan fanatique de l'homœopathie pour admettre avec ce système que deux maladies semblables ne peuvent exister au même degré dans un organe ; que par conséquent, l'on guérit un organe malade en déterminant dans un organe de sa nature, mais à un plus haut degré d'intensité, la maladie dont le premier est atteint. Or, il y a une identité parfaite entre la peau et la muqueuse : ces deux tissus sont un seul et même organe sous des dénominations et des aspects différents : on peut dire que la peau est la continuation de la muqueuse à la superficie externe du corps ou que la muqueuse est la continuation de la peau sur les parois des canaux intérieurs. Seulement pour des causes aussi faciles à concevoir que longues à énumérer, la peau est plus épaisse, plus dure, plus sèche; la muqueuse plus molle, plus fine, plus humide. Mais l'une et l'autre membrane sont sous l'influence d'une secrétion continuelle; l'une et l'autre logent dans leurs tissus de petites vessies qui versent à leurs superficies un certain suc nécessaire à leur santé. Cette identité entre l'enveloppe tégumentaire et la muqueuse s'observe également entre leurs vaisseaux excréteurs que l'on appelle follicules sébacés dans la peau et follicules muqueux dans la muqueuse. En effet les follicules sébacés comme les follicules muqueux sont de petites vessies de la forme de bouteilles ayant leurs fonds adhérents aux parties les plus profondes de la membrane, et leurs goulots ouverts à la superficie de la membrane où ils sont logés. Les follicules sébacés comme les follicules muqueux n'ont point partout la même capacité ni la même puissance de secrétion; les follicules sébacés manquent totalement dans certaines parties de l'enveloppe tégumentaire comme les follicules muqueux dans certains endroits de la membrane muqueuse; enfin, comme conséquence de cette dernière particularité, les follicules sébacés et les follicules muqueux sont des organes inhérents, il est vrai, aux membranes tégumentaires ou muqueuses, *mais distincts pourtant, et tout-à-fait indépendants de ces tissus dans leur fonction.*

Tous ces raisonnements, quelque rigoureux qu'ils me parussent, ne m'avaient cependant point convaincu encore de l'utilité de ma découverte, lorsque l'expérience vint détruire mes doutes en justifiant tous mes calculs. Ici, je prierai le lecteur de prendre lui-même des renseignements ; les témoins ne manquent pas. L'enfant sur qui j'employai pour la première fois l'huile de Croton Tiglium, est vivant. C'est le nommé Roland. Sa famille qui habite toujours Longuenesse, dira qu'à 5 heures du soir le malade se mourait dans les étreintes d'une Angine couenneuse des mieux caractérisées, et que, grâce aux frictions d'huile de Croton Tiglium faites dans les conditions indiquées plus loin, le lendemain, à 9 heures du matin, l'enfant était sauvé. Et de combien de guérisons cette première fut suivie ! J'en compterais cinquante dans quatre villages de ma clientèle (1), où ma médication est aujourd'hui connue et pratiquée par toutes les mères de famille, qui n'ont plus même besoin de ma formule.

Du reste, voici en quoi consiste cette médication, et ce qui s'opère sous son action.

Je prends 15 grammes d'huile de Croton Tiglium et 15 grammes d'huile d'amandes douces,

(1) Longuenesse, Helfaut, Bilques, Blandecques.

et je frictionne avec le mélange ainsi obtenu les
parties de la peau correspondant aux parties
malades de la membrane muqueuse. Une petite
cuillerée à café pour les adultes, la moitié ou
les deux-tiers seulement pour les enfants (1),
suffit à chaque friction. Je fais les frictions avec
l'index garni ou non garni d'un doigt de gant.
Cela est tout-à-fait indifférent. Les doigts sont
insensibles à l'action de l'huile de Croton Tiglium ; j'insiste sur cette remarque déjà faite
plus haut. Je promène le doigt sur toute l'étendue des parties à frictionner pendant au moins
cinq minutes ; puis je recouvre ces parties d'un
morceau de flanelle plié triple avec la recom-
mandation expresse aux parents d'empêcher les
enfants d'y porter les mains pour éviter l'action
désagréable de ce médicament sur les parties
non frictionnées. Ces frictions, je les répète de
deux heures en deux heures. Douze frictions
pour les enfants, et seize pour les adultes suffisent ordinairement. Du reste, l'état de la peau
indique assez le nombre des frictions à faire.
La facilité avec laquelle l'huile de Croton Tiglium
se propage, indique aussi qu'il faut frictionner
sur une partie plus petite au moins d'un tiers

____

(1) Cette maladie atteint aussi les adultes, et certaines familles y sont prédisposées.

qùe celle sur laquelle on veut déterminer une secrétion. Du reste, je frictionne toujours assez largement pour que l'effet du médicament embrasse la demi circonférence au moins du cou et toute la partie antérieure de la poitrine. Dans tous les cas, mieux-vaut trop que trop peu, car il n'y a rien à craindre ; le remède est tout-à-fait innocent.

Mais pour que ce révulsif produise plus facilement et plus promptement son effet, je fais prendre à l'enfant d'heure en heure en huit heures, 5 à 10 centigrammes d'émétique étendus dans une certaine quantité de boisson, ou 60, 90 ou 120 grammes de sirop d'ipécacuanha. Ce remède complémentaire a le double avantage de faciliter l'action de l'huile de Croton Tiglium, et de débarrasser l'estomac et l'intestin qui dans cette maladie, sont toujours embarrassés.

L'action du médicament ne tarde pas à se manifester : en effet, cinq, dix ou quinze minutes après les premières frictions, suivant l'état de chaleur dans lequel se trouve l'enfant, la peau devient rouge, non d'un rouge brun comme après l'emploi d'un cataplasme de farine de moutarde ou d'une forte insolation, mais d'un rouge d'un pâle rosé. Cette coloration de la peau n'est accompagnée d'aucun sentiment d'ardeur et de picotement, ni de douleurs cuisantes ; au contraire, elle fait naître un certain sentiment de bien-être, un léger chatouillement. La peau reste ensuite dans le même état à peu près jusqu'à la 3me friction, après quoi on la voit se gonfler et devenir plus rouge ; puis on aperçoit sous l'épiderme de petits points blancs au nombre de 30 à 40 sur une superficie équivalente à celle d'une pièce de 50 centimes. Après la 3e friction et les suivantes, les points blancs augmentent de dimension ; ils représentent de petites vésicules de forme demi sphérique dont le volume varie de la grosseur d'un grain de colza à celle d'un petit pois, et, chose surprenante et digne de remarque, la peau, qui a augmenté de volume et qui paraît être en proie à une violente inflammation, ne provoque de la part des enfants aucune démonstration qui dénote de la souffrance. Les petites vésicules renferment un liquide onctueux d'un blanc jaunâtre qui soulève bientôt l'épiderme pour se faire place. Toutes sont traversées juste au milieu par un poil (1) dans les endroits où il y en a ; on voit à côté de ces vésicules d'autres petits points blancs de même nature, mais venus après les

(1) Les parties velues sont en même temps celles où les follicules sont le plus gros, et où l'huile de Croton *Tiglium* agit avec le plus de force. Aussi l'on remarque que les vésicules sont plus grosses sur les petits garçons que sur les petites filles.

autres parce que les vaisseaux n'ont pas tous la
même capacité ni la même force d'excrétion. Au
quatrième jour, époque de la dessiccation des
premières venues, on en compterait facilement
de quatre ou cinq grosseurs différentes, bien que
toutes soient destinées à jouer le même rôle. La
dessiccation commence sur les premiers boutons
du 3e ou 4e jour et se termine sur les derniers du
10e ou 12e jour. Ainsi la peau qui dans les cinq
premiers jours paraît être en proie à une inflammation plus violente que dans les jours suivants,
n'en reste pas moins pendant 8 à 10 jours dans
un état de secrétion continuelle.

Tels sont les faits qui s'accomplissent sous
l'action de l'huile de Croton Tiglium lorsque ce
médicament a été employé en temps opportun
et sur des enfants dont le tempérament n'est
pas d'avance désespéré ; mais lorsqu'il est appliqué trop tard, c'est-à-dire, après que les accidents
locaux du Croup ou de l'Angine couenneuse ont
réagi sur l'organisme entier, après que la maladie a imprimé à la peau du refroidissement ou
un dérangement notable dans ses fonctions physiologiques, ou bien encore après que d'autres
maladies ont déjà tué l'enfant, quel que soit le
nombre des frictions, la peau ne rougit ni ne se
gonfle ; les boutons paraissent à peine ; ils sont
morts en venant au monde, si j'ose m'exprimer

ainsi, et la maladie triomphe du remède. Ainsi ma médication, toute puissante dans la première période, et dans la première moitié au moins de la seconde, est vers la fin de la seconde et pendant toute la troisième complètement inutile (1). Du reste, les symptômes que je viens de passer en revue, ne m'ont pas trompé une seule fois : tous les malades sur qui l'huile de Croton Tiglium a agi convenablement, se sont guéris; au contraire, tous ceux sur qui son action a été nulle ou imparfaite, sont morts.

Je n'ignore pas que les faits que j'ai présentés, les considérations dans lesquelles je suis entré, contredisent en plusieurs points des systèmes en crédit et les opinions de plus d'un savant; mais le respect des grands maîtres et la crainte de me poser en novateur ne pouvaient m'empêcher de me rendre à l'évidence, ni me décider à garder le silence sur une découverte utile; et, puisque je me suis lancé dans les hardiesses, j'irai jusqu'au bout, persuadé d'ailleurs que les savants seront eux-mêmes frappés de l'efficacité du remède que j'ai voulu faire connaître aux familles. Je dirai donc toute mon opinion sur le Croup et sur l'Angine couenneuse. Si ma théorie

(1) Quoi qu'il en soit, il est toujours bon de tenter cette médication.

est nouvelle, on ne m'accusera pas du moins, d'avoir raisonné sur des hypothèses, puisque l'expérience est là pour confirmer comme pour contrôler tous les faits sur lesquels j'ai basé mes assertions.

Donc le Croup et l'Angine couenneuse sont une secrétion anormale de la muqueuse, qui se dégorgeant et s'épaississant dans les voies respiratoires donne la mort par une strangulation. Voici comment s'opère cette sécrétion : une inflammation dont la cause est inconnue, se déclare dans les follicules muqueux ; alors ceux-ci, qui, dans l'état de santé, versent à la superficie de la membrane muqueuse un liquide onctueux qui la lubrifie et entretient sa souplesse, laissent échapper un suc morbide d'une nature particulière. Ce suc, venant se déposer en couches plus ou moins épaisses et plus ou moins adhérentes selon la grosseur et la position des follicules, autour de l'orifice de chacun de ces follicules, forme, en se concrétant, une fausse membrane qui finit par obstruer le canal aérien. Ainsi, le follicule muqueux est seul en proie à l'inflammation, travaille seul à la formation de la fausse membrane, et, par conséquent, est le siége de la maladie. Guérir le Croup ou l'Angine couenneuse, c'est arrêter la secrétion anormale des follicules muqueux. On arrête cette secrétion en

déterminant une secrétion analogue dans les
follicules sébacés de la partie de la peau correspondant à la partie malade de la membrane muqueuse. Pour opérer cette révulsion, on fait les
frictions indiquées plus haut. L'huile de Croton
Tiglium n'ayant d'action que sur les follicules
sébacés, n'altère en rien l'enveloppe tégumentaire. C'est un révulsif tout-à-fait innocent; mais
elle pénètre avec une merveilleuse facilité dans
les follicules sébacés, et, y déterminant une secrétion anormale comme celle des follicules muqueux, elle arrête celle-ci du même coup, et
opère la guérison. Le remède est aussi infail-
lible qu'il est commode, lorsqu'il est appliqué
à temps, c'est-à-dire, lorsqu'il reste assez de
vitalité dans la peau pour que l'huile de Croton
Tiglium produise son effet. D'ailleurs, pour
faciliter l'action du révulsif, il est bon de faire
prendre au malade cinq ou dix centigrammes
d'émétique étendus dans une certaine quantité
de boisson, ou 60, 90 ou 120 grammes de sirop
d'ipécacuanha. Cette médication complémentaire
a d'ailleurs un autre avantage, celui de débarrasser l'estomac et l'intestin, qui, dans ces maladies, sont toujours embarrassés.

Je pourrais m'arrêter ici, mais comme j'écris
pour les familles (1), je ne veux point terminer

(1) Ne pas négliger pourtant d'appeler un médecin.

ce traité sans leur donner la recette de toute la médication, dussé-je revenir sur ce que j'ai dit plus haut.

Dans les épidémies, du moment que le malade ressent quelque embarras à l'arrière-gorge, de la gêne dans les mouvements du cou et du torti-colis, et que l'on observe de la rougeur dans l'isthme du gosier, de la pâleur et un peu de bouffissure dans la face, de l'injection et du lar-moiement dans les yeux, il est temps de com-mencer la médication. En d'autre temps, ces symptômes n'annoncent qu'une angine ordinaire et sans gravité. Mais si l'indisposition, en s'ag-gravant, ajoute à ces symptômes du malaise, des frissons légers, plus de chaleur que de cou-tume dans la peau, une toux aboyante survenant brusquement pendant la nuit et revenant par quintes, une voix enrouée, une tête pesante et douloureuse, de la tendance au sommeil, enfin de la rougeur et de la tuméfaction dans les amygdales où l'on aperçoit quelquefois de petits points blancs disséminés, la maladie n'est plus douteuse, et l'on ne saurait l'attaquer trop promptement. Du reste le traitement est tout-à-fait innocent, et peut être renouvelé indéfiniment sans danger. Les symptômes une fois reconnus, on mêle 15 grammes d'huile de Croton Tiglium avec 15 grammes d'huile d'amandes douces, et l'on frictionne de deux heures en deux heures avec un petit tampon de linge ou avec le doigt la face antérieure du cou et de la poitrine sur un sixième environ de la circonférence du cou et un tiers de la face antérieure de la poitrine. (1) On recouvre immédiatement les parties frictionnées d'un morceau de flanelle plié triple, et l'on prend bien garde que les enfants n'y portent les mains. Douze frictions pour les enfants, et seize pour les adultes suffisent ordinairement ; mais afin de faciliter l'action de l'huile de Croton Tiglium on fait prendre en même temps au malade, d'heure en heure et en huit heures , 5 à 10 centigrammes d'émétique étendus dans une certaine quantité de boisson (2) ou 60, 90 ou 120 grammes de sirop d'épicacuhana. Si l'enfant est d'un tempérament chétif ou affaibli, et que dix heures après les premières frictions on n'aperçoive pas encore de boutons, on fait prendre au malade, d'heure en heure , une cuillerée ou deux de vin pur. Ce tonique rend quelquefois au corps, par une surexcitation , la chaleur nécessaire pour que le médicament produise son effet. Les parties frictionnées restent dix à douze jours sous

(1) Il faut que la peau soit exempte de plaie ou d'excoriation.

(2) Environ un quart de litre.

l'action d'une secrétion continuelle ; mais la guérison est assurée du moment que l'on a obtenu les petites vessies que j'ai décrites plus haut. (1) Quant à l'éruption qui s'est déclarée sur les parties frictionnées, elle ne laisse aucune trace sur l'enveloppe tégumentaire. (2)

----

(1) Page 16.

(2) L'épiderme qui n'a fait que livrer passage à la secrétion des follicules sébacés, se reforme immédiatement après la dessiccation des vésicules.

Lorsque les vésicules ont pris tout le développement désirable, il est encore urgent de continuer les frictions pendant trois ou quatre jours ; mais quatre frictions par jour suffisent alors. Sans cette précaution les derniers boutons venus pourraient avorter, et la maladie reprendre son cours.

N. B. — L'action salutaire de l'huile de Croton Tiglium, employée comme révulsif dans le traitement du Croup et des Angines couenneuses, est, nous en sommes persuadé, un fait désormais acquis à la science ; mais ce médicament est applicable à bien d'autres maladies ; ainsi, pour ne citer que deux cas, il suffirait d'employer ce révulsif dans le traitement des maladies d'yeux et des phlegmasies aiguës pour se convaincre de sa supériorité sur le vésicatoire et le séton, autres révulsifs énergiques, il est vrai, mais douloureux ou destructifs pour les organes sur lesquels ils sont appliqués.

9 782329 156248